AF144095

BEI GRIN MACHT SICH IHR WISSEN BEZAHLT

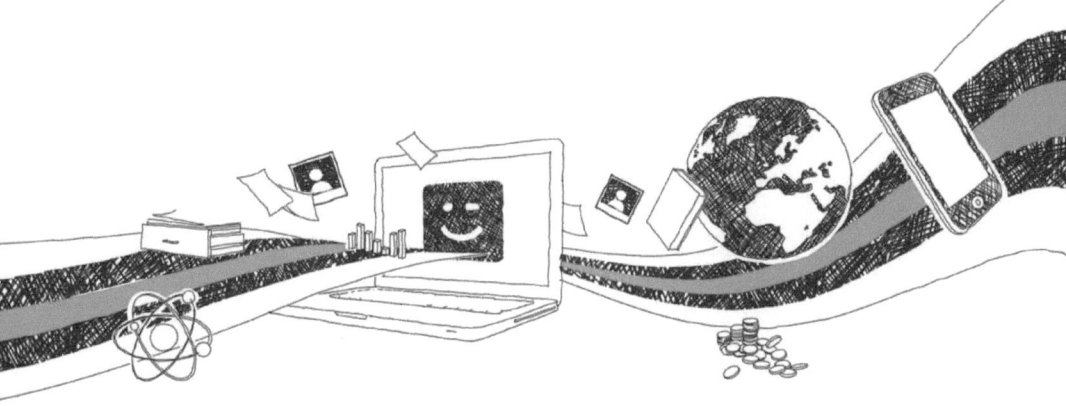

- Wir veröffentlichen Ihre Hausarbeit,
  Bachelor- und Masterarbeit

- Ihr eigenes eBook und Buch -
  weltweit in allen wichtigen Shops

- Verdienen Sie an jedem Verkauf

**Jetzt bei www.GRIN.com hochladen
und kostenlos publizieren**

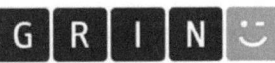

Bibliografische Information der Deutschen Nationalbibliothek:

Die Deutsche Bibliothek verzeichnet diese Publikation in der Deutschen National-
bibliografie; detaillierte bibliografische Daten sind im Internet über http://dnb.d-
nb.de/ abrufbar.

Impressum:

Copyright © 2015 GRIN Verlag, Open Publishing GmbH
Druck und Bindung: Books on Demand GmbH, Norderstedt Germany
ISBN: 978-3-668-14145-2

Dieses Buch bei GRIN:

http://www.grin.com/de/e-book/314601/empowerment-in-der-stationaeren-
behindertenhilfe-moeglichkeiten-und-grenzen

Maciej Libert

Empowerment in der stationären Behindertenhilfe. Möglichkeiten und Grenzen

GRIN Verlag

GRIN - Your knowledge has value

Der GRIN Verlag publiziert seit 1998 wissenschaftliche Arbeiten von Studenten, Hochschullehrern und anderen Akademikern als eBook und gedrucktes Buch. Die Verlagswebsite www.grin.com ist die ideale Plattform zur Veröffentlichung von Hausarbeiten, Abschlussarbeiten, wissenschaftlichen Aufsätzen, Dissertationen und Fachbüchern.

Besuchen Sie uns im Internet:

http://www.grin.com/

http://www.facebook.com/grincom

http://www.twitter.com/grin_com

Fakultät 3

Internationaler Studiengang Pflege- und Gesundheitsmanagement (ISPG)

Möglichkeiten und Grenzen von Empowerment

konkretisiert am Beispiel
der stationären Behindertenhilfe

Hausarbeit

Modul: Beratung (5.4)

Semester: Wintersemester 2014/2015

Eingereicht von: Maciej Libert

Eingereicht am: 30. August 2015

Inhaltsverzeichnis

*„Man hilft den Menschen nicht,
wenn man für sie tut,
was sie selbst tun können."
(A. Lincoln)*

Einführung

Das Leben selbst in die Hand nehmen, Herausforderungen und Krisen meistern, Veränderungen selbstbestimmt gestalten, eigene Möglichkeiten ausschöpfen - so oder so ähnlich würde sicher die Mehrheit der Menschen in der modernen Welt heute die eigenverantwortliche Gestaltung ihres Lebens beschreiben.

Und um genau dieses Phänomen von Macht und Einflussnahme auf die Umstände des eigenen Lebens geht es beim Thema Empowerment. Empowerment ist ein Ansatz der Sozialen Arbeit, der darauf abzielt, die Potenziale und Ressourcen eines Menschen im Sinne einer „Selbstbemächtigung" zur Lösung von Problemen einzusetzen.

Dem sozialpsychologischen Grundsatz der „Hilfe zur Selbsthilfe" folgend fand das Konzept des Empowerments schnell Verbreitung. Keine Frage, dass es schließlich auch in der Behindertenarbeit Einzug hielt. Deckten sich doch die Grundgedanken 1:1 mit dem gerade eingeleiteten Paradigmenwechsel von der defizitorientierten hin zur ressourcenorientierten Sichtweise. Seit Anfang der 1990er Jahre geht es in Einrichtungen der Behindertenhilfe nicht mehr um Normalisierung und Integration, sondern um Selbstbestimmung und Teilhabe. Heute ist von der Anerkennung behinderter Menschen als Bürger unserer Gesellschaft die Rede und Inklusion ist durch die UN-Behindertenrechts-konvention ein verbrieftes Recht. Empowerment steht dabei für ein Handlungskonzept, das Menschen mit Behinderungen als „Experten in eigener Sache" (vgl. THEUNISSEN/PLAUTE 1995, S. 11) ansieht und den professionell Tätigen die Aufgabe zuweist, die Klienten partnerschaftlich bei einer selbstbestimmten Lebensführung zu unterstützen.

3

Was so einleuchtend als Patentrezept zur Unterstützung gesellschaftlich benachteiligter Gruppen daher kommt, birgt bei genauerer Betrachtung auch etliche Stolpersteine. So legt das Empowermentkonzept den Fokus auf das Handeln der Professionellen und vernachlässigt den Blick auf die Umstände, in denen es seine Wirkung entfalten soll.

Die damit verbundenen Ambivalenzen für Helfer und Klienten stehen im Zentrum der vorliegenden Arbeit und werden am Beispiel von Empowerment in der stationären Behindertenhilfe herausgearbeitet.

In Kapitel 1 wird eine Begriffsbestimmung vorgenommen und Definitionen vorgestellt, bevor im 2. Kapitel eine kurze historische Einordnung folgt. Eingegangen wird sowohl auf die Ursprünge in den Bürgerrechtsbewegungen der USA sowie auf die Implementierung des Ansatzes in der Sozialen Arbeit. Spätestens hier wird deutlich, dass sich der Empowermentansatz auf Menschen bezieht, die bisher noch keine Macht über die Umstände ihres Lebens verspüren.

Das Kapitel 3 beschäftigt sich mit den Grundprinzipien des Empowermentkonzeptes, beschreibt das „empowerte" Menschenbild und die grundlegenden Handlungsstrategien.

Am Beispiel stationärer Einrichtungen der Behindertenhilfe folgt im vierten Kapitel schließlich eine beispielhafte Auseinandersetzung mit den Möglichkeiten und Grenzen des Empowermentansatzes. Um die Ambivalenzen für Helfer und Klienten besonders deutlich herausarbeiten zu können, beziehen sich die Ausführungen auf den Personenkreis der Menschen mit geistigen Behinderungen. In den Blick genommen werden die individuellen Voraussetzungen und die Bedingungen und Strukturen der Lebenswelt der Klienten.

Abschließend werden die Möglichkeiten und Grenzen des Empowermentansatzes im Sinne eines Fazites zusammengefasst.

1. Begriffsbestimmung

Der Begriff Empowerment kommt aus dem anglo–amerikanischen Sprachraum. Empowerment wird als „Wegweiser für die Praxis der sozialen Arbeit und der psychosozialen Hilfe" (THEUNISSEN/PLAUTE 1995, S. 11) verstanden und hat damit normativen Charakter (vgl. HERRIGER 2014, S. 13). Eine einheitliche Definition sucht man in der Fachliteratur vergeblich. Der Empowermentansatz ist vielmehr Richtschnur und Maßstab für sozialarbeiterisches Handeln.

‚Empowerment' ist eine Wortschöpfung; das Oxford-Dictionary nennt dieses Substantiv nicht. Die Bestandteile des Wortes aber übersetzt es wie folgt: ‘empower' = „give power or authority to act" (HORNBY, 1986, S. 282) und ‘power' = „ability to do or act" (HORNBY, 1986, S. 653).

Das Suffix ‚-ment' wandelt das Verb in ein Substantiv und weist von der Bedeutung her auf eine Handlung, einen Prozess, ein Ergebnis hin. Das Wortbildungsmorphem ‚Empowerment' kann damit mit „Befähigung zur Selbstbefähigung" (vgl. RÖH, 2009, S. 273), mit „Stärkung von Eigenmacht und Autonomie" (vgl. HERRIGER, 2014, S. 13) oder mit „Selbst–Bemächtigung Betroffener" (vgl. THEUNISSEN/PLAUTE 1995, S. 8) übersetzt werden.

Die Definitionen von THEUNISSEN/PLAUTE (1995) und HERRIGER (2014) erklären den Begriff schließlich in Bezug auf „Gruppen in gesellschaftlich marginaler Position" (SCHWALB/THEUNISSEN 2012, S. 26):

„Empowerment steht für einen Prozess, in dem Betroffene ihre Angelegenheiten selbst in die Hand nehmen, sich dabei ihren Fähigkeiten bewusst werden, eigene Kräfte entwickeln und Ressourcen nutzen. Leitperspektive ist die selbstbestimmte Bewältigung und Gestaltung des eigenen Lebens." (THEUNISSEN/PLAUTE 1995, S. 12).

„Empowerment – auf eine kurze Formel gebracht – ist das Anstiften zur (Wieder-)aneignung von Selbstbestimmung über die Umstände des eigenen Lebens" (HERRIGER, 2014, S. 8).

2.   Geschichte des Empowerments

Anhand des folgenden historischen Abrisses wird deutlich, welchen engen Bezug die Empowermentidee zur Wahrnehmung von Selbst- und Mitbestimmungsrechten hat.

Folgerichtig hielt der Empowernemtansatz schnell Einzug in die Sozialarbeit. Ausgangspunkt dieses neuen Beratungs- und Interventionsansatzes waren gesellschaftlich benachteiligte Gruppen, die wenig bis keine Macht über die Umstände ihres Lebens haben.

2.1   Ursprünge in den USA

Sucht man nach den Wurzeln des Empowermentgedankens so findet man diese in der US-amerikanische Bürgerrechtsbewegung der Afroamerikaner (Civil Rights Movement) der späten 1950er und 1960er Jahren. Das Aufbegehren der schwarzen Bevölkerung in den Südstaaten der USA gegen die alltäglich Diskriminierung markierte einen Versuch einer benachteiligten Bevölkerungsgruppe, Macht- und Einflusslosigkeit aus eigener Kraft zu überwinden. Hier ist der Geburtsort der Philosophie und Praxis des Empowerments (vgl. HERRIGER 2014, S. 23 ff).

Diese gesellschaftliche Aufbruchsstimmung löste in den USA die zweite Welle der Frauenrechtsbewegung aus. Im Sinne des Gedankens der Selbstbemächtigung gingen die Frauen nicht nur mehr für Gleichberechtigung und die Umverteilung von Machtverhältnissen auf die Straße, sondern begannen vielmehr, sich für die Lösung ihrer Probleme selbst einzusetzen (vgl. HERRIGER 2014, S. 25 ff).

Ebenfalls ihren Ursprung in den USA hat in den 1970er Jahren die Selbsthilfebewegung. Selbsthilfe verstand sich „als ein kritisches Gegenprogramm gegen eine zugleich wohlmeinende und entmündigende Staatfürsorglichkeit" (HERRIGER 2014, S. 29). Von diesem Geist angetrieben waren bereits in den 1960er Jahren auch die „Independent-Living-Bewegung" und die „People-First-Bewegung" entstanden. Hier schlossen sich (körper-

)behinderte Menschen zusammen, die nicht länger im Status einer von versorgten aber benachteiligten Gruppe verharren wollten und stattdessen deutlich machten, dass sie selbst „Experten in eigener Sache" sind (vgl. THEUNISSEN/PLAUTE 1995, S. 11).

2.2 Implementierung von Empowerment als Prinzip Sozialer Arbeit

Im Kontext Sozialer Arbeit verwendet den Begriff Empowerment erstmals die Sozialwissenschaftlerin Barbara SOLOMON. Ihr 1976 veröffentlichtes Buch „Black Empowerment: Social work in oppressed communities" stellt den Empowerment-Ansatz als *das* Handlungsprinzip in der Arbeit mit Afroamerikanern und Migranten dar (vgl. MILLER/PANKHOFER 2000, S. 10). SOLOMON beschreibt „eine sozialraumbezogene Soziale Arbeit, die ‚im schwarzen Ghetto' Prozesse der Selbstermächtigung [...] anstößt und unterstützt" (HERRIGER 2014, S. 21).

Derjenige, der den Begriff Empowerment auf andere Bereiche der Sozialen Arbeit übertrug und damit in die wissenschaftliche Diskussion einführte, war der amerikanische Psychologe Julian RAPPAPORT. Er hielt auf der American Psychological Association in Montreal 1980 eine Rede die 1981 unter dem Titel „In Praise of Paradox: A Social Policy of Empowerment Over Prevention" im American Journal of Community Psychology veröffentlicht wurde. Rappaport setzt dem gängigen Ansatz des „needs model of dependent people" das Modell der „advocacy" entgegen (vgl. RAPPAPORT 1981, S. 16). Als Voraussetzung für das Gelingen von Empowerment fordert er einen „breakdown oft the typical role relationship between professionals and community people" (RAPPAPORT 1981, S. 19).

Mit der Veröffentlichung des Aufsatzes von RAPPAPORT ins Deutsche im Jahr 1984 findet der Empowermentansatz auch im deutschsprachigen Raum mehr und mehr Beachtung. „Das erfolgreiche Importprodukt aus dem angloamerikanischen Raum gilt als moderne Konzeptionalisierung des klassischen Ansatzes der ‚Hilfe zur Selbsthilfe' im Kontext Sozialer Arbeit" (MILLER/PANKHOFER 2000, S. 10).

3. Grundprinzipen des Empowermentkonzeptes

Nachstehend werden die Grundprinzipien des Empowermentansatzes kurz skizziert. Insbesondere bei den Ausführungen zu den Ebenen der Empowermentpraxis wird deutlich werden, dass die Schwäche des Empowermentansatzes sein universaler Anspruch ist. So legt Empowermentkonzept den Fokus auf das nahezu allumfassende Handeln der Professionellen und vernachlässigt dabei den Blick auf die Umstände, in denen Empowerment seine Wirkung entfalten soll.

3.1 Das ‚empowerte' Menschenbild

Das Grundkonzept des Empowermentansatzes markiert durch seine Abkehr vom bis dahin vorherrschenden defizitorientierten Menschenbild und Arbeitsansatz einen bedeutenden Meilenstein innerhalb der Sozialen Arbeit. Der Mensch wird nicht mehr als die Summe seiner Fehler, Mängel und Schwächen wahrgenommen, sondern es werden vielmehr seine Fähigkeiten und Stärken in den Vordergrund gestellt und gestärkt, was sein persönliches Wachstum ermöglicht. Somit wird dem Menschen auch die Fähigkeit zugesprochen, ein „Experte in eigener Sache zu sein" (vgl. THEUNISSEN/PLAUTE 1995, S. 11) und sein Leben nach einem eigenen Entwurf selbstbestimmt und eigenverantwortlich zu gestalten. Dieser Bruch mit einer defizitären Sichtweise und mängelorientierten Fürsorglichkeit auf der einen Seite und das Vertrauen in die Fähigkeiten und Kompetenzen auf der anderen, bilden gemeinsam das Fundament des Empowermentansatzes. Norbert HERRIGER (2014) spricht in diesem Zusammenhang von einem neuen Menschenbild in der psychosozialen Arbeit, von der „Philosophie der Menschenstärken". Diese für den Empowermentansatz grundlegende Philosophie umfasst folgende Prämissen:

1. Das *Vertrauen in die Fähigkeiten jedes einzelnen* zu Selbstgestaltung und gelingendem Selbstmanagement.
2. Die *Akzeptanz von Eigen-Sinn* und der Respekt auch vor unkonventionellen Lebensentwürfen.

3. Das Respektieren der „eigenen Wege" und der „eigenen Zeit" des Klienten und der *Verzicht auf strukturierte Hilfepläne und eng gefasste Zeithorizonte.*

4. Der *Verzicht auf entmündigende Expertenurteile* über die Definition von Lebensproblemen, Problemlösungen und wünschenswerten Lebenszukünften.

5. Die *Orientierung an der Lebenszukunft* des Klienten.

6. Die *Orientierung an einer „Rechte-Perspektive"* und ein parteiliches Eintreten für Selbstbestimmung und soziale Gerechtigkeit.

(vgl. HERRIGER 2006 und HERRIGER 2014, S. 70 ff)

3.2   Partizipation und Ressourcenaktivierung

Die „Philosophie der Menschenstärken" (HERRIGER 2006) als Leitgedanke bildet das theoretisch-ideologische Fundament des Empowermentkonzeptes. Doch wie lässt sich daraus ein praktisches Vorgehen, ein Gebäude von Handlungsstrategien ableiten?

„Ausgangpunkt für die Empowermentpraxis sind Fremdbestimmung, Machtlosigkeit, biographische Nullpunkt-Erfahrungen und Ohnmacht. Unabhängig, um welche Zielgruppe es sich handelt, sind Menschen meist durch den Verlust von Selbstbestimmung und Autonomie geprägt" (HOPPE 2012, S. 75). Davon ausgehend haben sich zwei grundlegende Strategien zur Umsetzung des Empowermentansatzes herausgebildet: die Partizipation/ Teilhabe und die Ressourcenaktivierung.

Partizipation bedeutet in diesem Zusammenhang das aktive Einbeziehen der betroffenen Menschen in alle Ereignisse und Entscheidungen, das Offenhalten von Möglichkeiten zur Mitwirkung und damit zur Übernahme von Verantwortung für das eigene Handeln. Diese Herangehensweise erfordert eine partnerschaftliche Beziehung zwischen den Klienten und den Unterstützern und postuliert eine Abkehr vom klassischen, hierarchischen Helfer-Klient-Modell.

„Im Mittelpunkt stehen hierbei Verhandlungen, die nicht auf Macht und Kontrolle, sondern auf gegenseitigem Respekt der jeweiligen Kompetenzen beruhen und in deren Verlauf die beteiligten Personen ihre Wünsche und gegenseitigen Forderungen aufeinander abstimmen und – am fachlich Machbaren orientiert - zu gemeinsamen Vereinbarungen kommen" (LENZ/STARK 2002, S. 23).

Eine weitere wichtige Handlungsstrategie des Empowerments ist die Ressourcenorientierung und -aktivierung. Zielsetzung hierbei ist es, die (teilweise verschütteten) Stärken und Fähigkeiten der Betroffenen wieder herauszuarbeiten, sie in den Vordergrund zu stellen und an sie anzuknüpfen. Der Betroffene soll sich wieder als handlungsfähig erleben, sich aktiv mit seinen Lebensbedingungen auseinandersetzen und das Gefühl der Selbstwirksamkeit (wieder-)erlernen.

Der Begriff ‚Ressourcen‘ wird in der Empowermenttheorie sehr umfassend verwendet. Gemeint ist das Potential des Klienten, das ihm zur Befriedigung von Bedürfnissen und zur Lösung von Problemen zur Verfügung steht. Dies können z.B. Aspekte der Persönlichkeit wie Humor, Analysefähigkeit oder Durchhaltevermögen sein, ebenso wie ein soziales Netzwerk von Familie, Freunden oder auch ehrenamtlichen Helfern, bei denen konkrete praktische Hilfestellung oder aber emotionale Unterstützung abgerufen werden kann (vgl. LENZ/STARK 2002, S. 25 ff).

3.3   Ebenen der Empowermentpraxis

Geht es nach Norbert HERRIGER, der mit seinem Standardwerk „Empowerment in der Sozialen Arbeit – Eine Einführung" einen wichtigen Beitrag zur Implementierung des Empowermentansatzes in der deutschen Sozialarbeit geleistet hat, so ist Empowerment ein universal anwendbares Konzept, dass methodische Werkzeuge für vier Ebenen bereithält (vgl. HERRIGER 2014, S. 86), die vom professionell Tätigen zu bedienen sind:

Die erste Ebene ist die Individualebene. Handwerkszeug ist hier eine motivierende Gesprächsführung, die die Selbstwirksamkeitserwartungen stärkt und eine Ressourcendiagnostik, die schließlich in ein sogenanntes Unterstützungsmanagement mündet. Idealtypisch beschreibt HERRIGER etliche Methoden, wie z.B. Biographiearbeit, die insbesondere auf die Ressourcenfindung abzielen (vgl. HERRIGER 2014, S. 87 ff).

Die zweite Ebene auf der nach HERRIGER Empowerment stattfinden soll, ist die der kollektiven Selbsthilfe und Selbstorganisation. Gemeint ist hiermit sowohl die Arbeit in Gruppenzusammenhängen als auch der Aufbau und die Förderung von Unterstützungsnetzwerken und das Initiieren von Nachbarschaftshilfe (vgl. HERRIGER 2014, S. 130 ff).

Mit der Beschreibung der dritten Ebene wendet sich HERRIGER den Institutionen und der Verwaltung zu und fordert Bürgerbeteiligung, Kundenkontrolle und den Umbau organisatorischer Strukturen, so dass sie dem Empowermentkonzept entsprechen (vgl. HERRIGER 2014, S. 157 ff).

Als vierte und letzte Ebene der Empowermentarbeit beschreibt HERRIGER schließlich die (lokal-)politische Ebene des Stadtteils. Er postuliert eine die sozialen Probleme beseitigende Stadtteilentwicklung, damit die Sozialraumorientierung von Empowerment gelingen kann (vgl. HERRIGER 2014, S. 178 ff).

4.   Empowerment konkret: stationäre Behindertenhilfe

Um herauszuarbeiten, welche Stolpersteine Empowerment in der konkreten Praxis bereithält, wird der Ansatz im Folgenden exemplarisch auf die stationäre Behindertenhilfe bezogen. An der Zielgruppe der geistig behinderten Menschen lässt sich gut nachvollziehbar darstellen, welche entscheidende Bedeutung die *Umstände*, d.h. die individuellen Voraussetzungen und die Bedingungen und

Strukturen der Lebenswelt der Klienten, für das Gelingen bzw. das Scheitern von Empowerment haben.

4.1 Ressourcen und Selbstkonzept geistig behinderter Menschen

„Die Empowerment-Philosophie betrachtet [...] den behinderten Menschen als kompetenten Experten in eigener Sache, als Akteur der eigenen Entwicklung. [...] Alle Maßnahmen sind deshalb an der Betroffenenperspektive, Interessenlage und speziellen Bedürftigkeit der behinderten Menschen zu orientieren" (THEUNISSEN/PLAUTE 1995, S. 18).

Die zentralen Fragen lauten also: Wie schätzt der behinderte Mensch seine Situation ein, von welchen Voraussetzungen geht er aus und auf welche Ressourcen kann er zurückgreifen? Bei der Annäherung an die Subjektperspektive der Klienten spielt das durch die geistige Behinderung beeinflusste intraindividuelle Erleben sowie die eingeschränkten kognitiven Möglichkeiten eine zentrale Rolle.

Das Identitätserleben von geistig behinderten Menschen ist häufig durch Stigmatisierung belastet und durch Zuschreibungen von außen geprägt (vgl. HOPPE 2012, S. 38 ff). Entsprechend kann davon ausgegangen werden, dass das Selbstkonzept geistig behinderter Menschen durch Misserfolgserlebnisse und dem Umgang mit dem erlebten ‚Anderssein' ungünstig beeinflusst ist. Eltern und soziales Umfeld reduzieren geistig behinderte Menschen häufig auf eine Kinderrolle: So ist die Bezugnahme zu kindlichen Altersstufen an der Tagesordnung, offensichtlich behinderte Menschen werden in der Öffentlichkeit immer noch wie selbstverständlich geduzt und Grundbedürfnisse - wie das nach Sexualität - werden negiert (vgl. HOPPE 2012, S. 57).

Die Reaktion auf solche Erfahrungen ist nachvollziehbar: „Der Anspruch, wie Erwachsene ohne Behinderungen aufzutreten, ist sehr hoch" (HOPPE 2012, S. 58) und führt nicht selten zu überhöhten Einschätzungen (vgl. HOPPE 2012, S. 80). Gleichzeitig werden die Zuschreibungen aus dem sozialen Umfeld unreflektiert in das eigene Selbstkonzept übernommen und „die Selbstattribution ‚Hilflosigkeit' vorgenommen [...], was mit Unwirksamkeit und Resignation verbunden ist" (HOPPE 2012, S. 68).

Für die Empowermentpraxis heißt das, dass divergierende Selbst- und Fremdbilder die Erkundung von Ressourcen erschweren. Oder aber, dass aufgrund des mangelnden Selbstwirksamkeitserlebens die Überzeugung von der eigenen Gestaltungskraft wenig oder gar nicht ausgeprägt ist, so dass dem Empowermentprozess Aktivitäten vorgeschaltet werden müssten, die eben diese Grundvoraussetzung erzeugen (vgl. THEUNISSEN/PLAUTE 1995, S. 22).

Hierbei ist jedoch zu bedenken, dass sich nicht alle behinderten Menschen in Bezug auf ihre Bewältigungsstrategien für den Alltag entwicklungsorientiert verhalten, also ‚empowert' werden wollen. Wie dies für Menschen ohne Behinderung niemand in Frage stellen würde, muss es auch dem behinderten Menschen zustehen, sich für vorstrukturiert vorgehaltene und nicht selbst erschlossene Möglichkeiten zu entscheiden (vgl. KULIG/SCHIRBORT/ SCHUBERT 2011, S. 204).

4.2 Bedingungen und Strukturen der Lebenswelt behinderter Menschen

In Deutschland existiert seit der Ratifizierung der UN-Behindertenrechtskonvention im Jahr 2009 ein Rechtsanspruch auf Teilhabe und Inklusion für Menschen mit Behinderungen. Die Konvention erteilt sehr konkret einen Auftrag zur Umgestaltung der Gesellschaft, um diesen Anspruch für behinderte Menschen einlösbar zu machen (vgl. BMAS 2011). Noch aber ist das etablierte Leistungsmodell von Sozial- und Eingliederungshilfe an anderen Grundsätzen ausgerichtet. Damit eröffnet sich ein brisantes Spannungsfeld (vgl. KULIG/ SCHIRBORT/SCHUBERT 2011, S. 25).

Das deutsche System der Eingliederungshilfe ist traditionell ausgerichtet an dem Ansatz von Bedürftigkeit und damit fokussiert auf Nachteilsausgleiche und die Sicherung des sozialen Schutzes der behinderten Menschen. Behinderteneinrichtungen sollen behinderten oder von Behinderung bedrohten Menschen helfen, die Folgen der Behinderung zu mildern und sich in die Gesellschaft einzugliedern. (vgl. § 53 Abs. 3 SGB XII). Mit dem Empowermentansatz ergibt sich für die Mitarbeiter von Einrichtungen das Dilemma eines ambivalenten Auftrages: Sie bewegen sich täglich im Wiederspruch zwischen gesellschaftlichen Anpassungsforderungen von Schutz und Kontrolle und dem Wunsch - und dem Recht! - der Klienten auf Selbstbestimmung und Selbstbemächtigung (vgl. Lenz/Stark 2002, S. 129).

Daher ist eine wichtige Voraussetzung für Empowerment „die Neudefinition professioneller Dienste: Helfer sollen nicht mehr be-treuen, be-handeln oder gar be-stimmen sondern assistieren" (THEUNISSEN/PLAUTE 1995, S. 68). Das heißt, der Empowerment-Ansatz braucht in erster Linie ‚empowerte' Helfer, denen das Macht- und Abhängigkeitsgefälle zum Klienten bewusst ist und denen es gelingt, ihre Expertenurteile nicht als Maß aller Dinge dominieren zu lassen.

Aber auch die Abkehr von entmündigender Verantwortungsübernahme (‚Ich-weiß-was-gut-für-dich-ist!') und „fürsorglicher Belagerung" (HERRINGER ohne Jahr) garantiert dabei noch lange nicht, dass Einrichtungen ‚empowermentfreundlich' sind. Gerade in stationären Einrichtungen sind es die institutionellen Rahmenbedingungen, die mit vorgegebenen Strukturen (z.B. Essenszeiten) und nicht selbstgewählter Gruppenorientierung (z.B. Tisch- oder Einkaufsdienst) eine „(Wieder-)Herstellung von Lebenssouveränität" (HERRINGER, 2014, S. 16) ‚ad absurdum' führen.

Last but not least ist die Lebenswelt behinderter Menschen, die in stationären Einrichtungen leben, oftmals dadurch gekennzeichnet, dass soziale Netzwerke nur eingeschränkt als Ressource für den Empowermentprozess zur Verfügung stehen.

Fazit

Mit dem Empowermentkonzept wurde die Soziale Arbeit um einen Ansatz bereichert, der mit der Abkehr vom Defizitblickwinkel einen Paradigmenwechsel in Bezug auf das Klientenbild vorgenommen hat. Auch der Grundsatz einer partnerschaftlich beratenden statt einer bevormundenden Haltung gegenüber dem Adressaten der Hilfe ist bis heute Merkmal von psychosozialer Beratung und Unterstützung gesellschaftlich benachteiligter Gruppen. Das Empowerment-konzept hat damit in diversen Feldern der Sozialarbeit wegweisende Entwicklungen angestoßen (vgl. HERRIGER 2014).

Grenzen hat das Empowermentkonzept allerdings dadurch, dass es den Fokus auf das Handeln der Professionellen legt und den Blick auf die Umstände, in denen es seine Wirkung entfalten soll, vernachlässigt (vgl. MATHWIG 2007). Am Beispiel stationärer Einrichtungen der Behindertenhilfe wurde exemplarisch herausgearbeitet, dass es jedoch notwendig ist, sich auch mit den individuellen Voraussetzungen und den Bedingungen und Strukturen der Lebenswelt der Klienten auseinanderzusetzen. Diese Aspekte nämlich stehen in komplementären Wirkzusammenhängen zum Prozess der Selbstbemächtigung. Bewältigungsressourcen können nur dann wirksam erschlossen und eigesetzt werden, wenn der Klient bereit und fähig dazu ist, der professionell Tätige als Assistent und Begleiter auftritt und die gesellschaftlichen und institutionellen Rahmenbedingungen den Prozess nicht obsolet werden lassen. Um es mit einem der Väter der Empowermentbewegung zu sagen: „Having rights but no resources an no services available is a cruel joke" (RAPPAPORT 1981, S. 13).

„Alles in allem ist Empowerment ein sehr anspruchsvolles Unternehmen, welches sowohl hohe Erwartungen an die Rolle der Helfer als auch an die Kompetenz der Betroffenen knüpft" (THEUNISSEN/PLAUTE 1995, S. 64).

Darüber hinaus ist auch die sozialpolitische und gesellschaftliche Ebene gefordert. Auf dem Hintergrund leerer öffentlicher Kassen birgt das Empowermentkonzept nämlich latent die „Gefahr, eine prekäre Koalition mit politischen Forderungen nach ‚mehr Eigenverantwortung' einzugehen" (MATHWIG 2007, S. 28). Wenn im Sinne eines „aktivierenden Sozialstaates" den von gesellschaftlich erzeugten Problemen Betroffenen die Verbesserung ihrer Situation selbst aufgebürdet wird (vgl. MATHWIG 2007, S. 27) und „die strukturellen Webmuster von sozialer Ungleichheit und differenzieller Machtverteilung" (HERRIGER 2014, S. 80) unberührt bleiben, hat sich der Empowermentansatz ins Absurde verkehrt.

Literaturverzeichnis

Appel, M.; Kleine Schaars, W. (1999): *Anleitung zur Selbständigkeit. Wie Menschen mit geistiger Behinderung Verantwortung für sich übernehmen*, Beltz Weinheim und Basel

BMAS - Bundesministerium für Arbeit und Soziales (2011): *Übereinkommen der Vereinten Nationen über die Rechte von Menschen mit Behinderungen*, Schriften des Bundesministeriums

Herriger, N. (2014): *Empowerment in der Sozialen Arbeit. Eine Einführung*, 5. erweiterte und aktualisierte Auflage, Kohlhammer, Stuttgart

Herriger, N. (2002): *Empowerment - Brückenschläge zur Gesundheitsförderung*, in: Loseblattwerk „Gesundheit: Strukturen und Arbeitsfelder". Ergänzungslieferung 4, Neuwied: Luchterhand-Verlag, 2002, S. 1-24), Download unter: http://www.empowerment.de/empowerment.de/files/Materialie-2-Empowerment-Brueckenschlaege-zur-Gesundheitsfoerderung.pdf

Herriger, N. (ohne Jahr): *Grundlagentext Empowerment*, online aufgerufen am 17.07.2015 unter http://www.empowerment.de/grundlagen/

Herriger, N. (2005): *Sozialräumliche Arbeit und Empowerment. Plädoyer für eine Ressourcenperspektive*, in: Deinet, U./Gilles, C./Knopp, R. (Hg.): Neue Perspektiven der Sozialraumorientierung. Planung - Aneignung - Gestaltung. Berlin 2005, Download unter: http://www.empowerment.de/empowerment.de/files/Materialien-3-Sozialraeumliche-Arbeit-und-Empowerment.pdf

Herriger, N. (2006): *Stichwort Empowerment*, in: Deutscher Verein für öffentliche und private Fürsorge (Hg.): Fachlexikon der sozialen Arbeit. 6. Auflage, Berlin 2006), *Download unter*: http://www.empowerment.de/empowerment.de/files/Materialien-1-Stichwort-Empowerment.pdf

Hoppe, G. K. (2012): Selbstkonzept und Empowerment bei Menschen mit geistiger Behinderung, Centaurus Verlag & Media, Freiburg i. Br.

Hornby, A. S. (1986): *Oxford Advanced Learner´s Dictionary of Current English*, 24. Ausgabe, Oxford University Press, Oxford

Kulig, W.; Schirbort, K.; Schubert, M. (2011): *Empowerment behinderter Menschen - Theorien, Konzepte, Best-Practice*, Kohlhammer, Stuttgart

Lenz, A.; Stark, W. (2002): Empowerment. Neue Perspektiven für psychosoziale Praxis und Organisation, dgvt-Verlag, Tübingen

Mathwig, F. (2007): *Empowerment und Lebenswelt*, in: Managed Care 2/2007, S. 27 - 29

Rappaport, J. (1981): *In Praise of Paradox: A Social Policy of Empowerment Over Prevention*, in: American Journal of Community Psychology, Vol. 9, Nr. 1

Röh, D. (2009): *Soziale Arbeit in der Behindertenhilfe*, Ernst Reinhardt GmbH und Co KG, München

Schwalb, H. Theunissen, G. (2012): Inklusion, Partizipation und Empowerment in der Behindertenarbeit. Best-Practice-Beispiele: Wohnen – Leben – Arbeit - Freizeit, 2. Auflage, Kohlhammer, Stuttgart

Sozialgesetzbuch (SGB) Zwölftes Buch (XII) - Sozialhilfe - (Artikel 1 des Gesetzes vom 27. Dezember 2003, BGBl. I S. 3022) online Download unter http://www.gesetze-im-internet.de/sgb_12/

Theunissen, G.; Plaute, W. (1995): *Empowerment und Heilpädagogik – Ein Lehrbuch*, Lambertus, Freiburg i. Br.

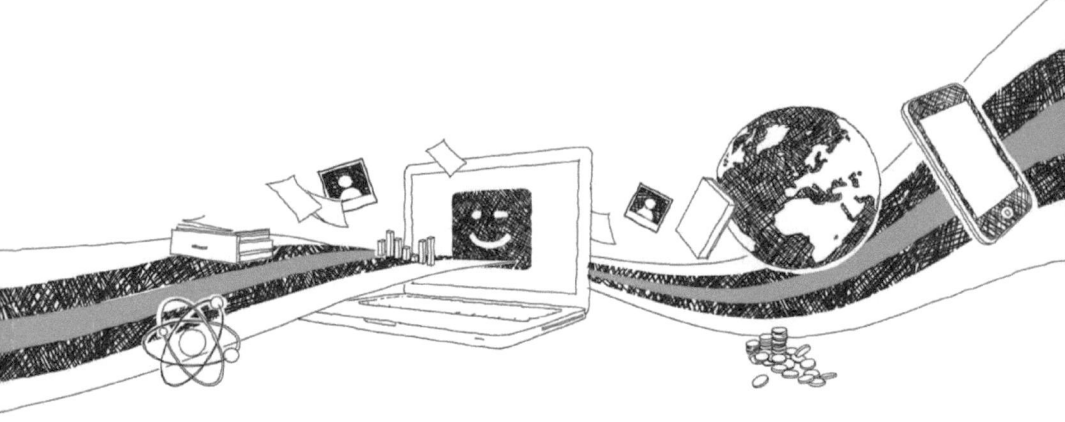
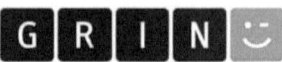